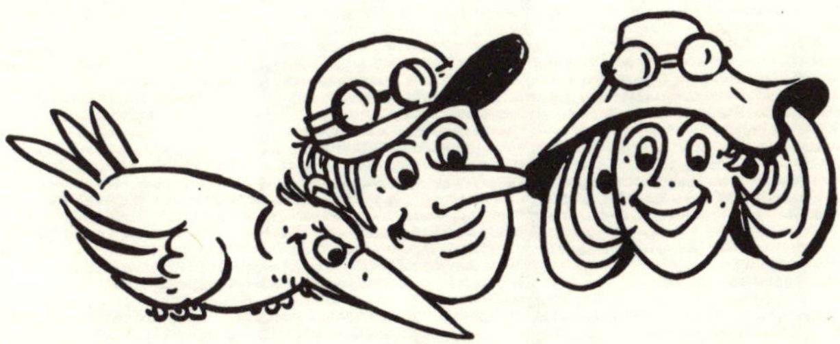

Stedtfeld · Der Medikus

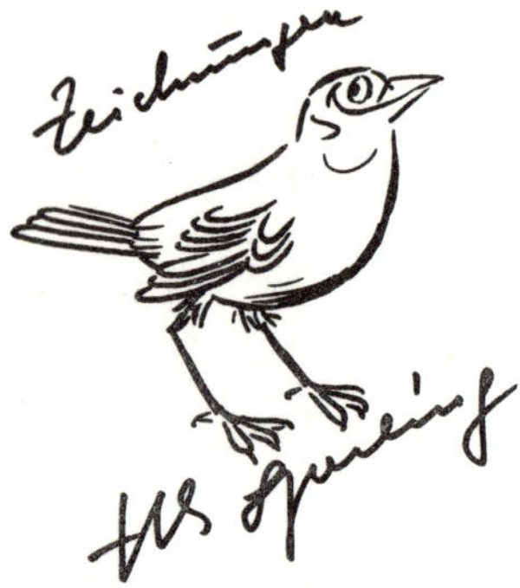
Zeichnungen

GÜNTHER STEDTFELD

Der Medikus

HEITERE FLIEGER-MEDIZIN
ILLUSTRIERT VON
HANS-GÜNTHER SPERLING

Motorbuch Verlag Stuttgart

Einbandgestaltung: Siegfried Horn
unter Verwendung einer Illustration von Hans-Günther Sperling.

ISBN 3-87943-756-4

1. Auflage 1981.

Eine Abteilung des Buch- und Verlagshauses
Paul Pietsch GmbH & Co. KG.

Satz und Druck: Becht-Druck, 7403 Ammerbuch.
Bindung: Verlagsbuchbinderei Karl Dieringer, 7000 Stuttgart.
Printed in Germany.

Inhalt

Vorwort

Der Verfasser dieses Büchleins »Medikus« – selbst Flieger und Fliegerarzt – hat in leicht verständlicher Weise medizinische Themen in heiteren Versen abgehandelt, um diese den Fliegern zu präsentieren und zum eigenen gesundheitlichen Überdenken anzuregen.

Verse sind in ihrem Verhältnis zum Leser mit Speisen vergleichbar. – Auch das begehrteste Gericht kann eine peinliche Enttäuschung verursachen, wenn sich unvermittelt erweist, daß die Zubereitung und Zusammenstellung den Gewohnheiten und Erwartungen widerspricht.

Einem solchen Mißverständnis und seinen unverschuldeten Folgen soll man durch vorsorgliche Aufklärung wirksam begegnen; und gerade das – in gesundheitlicher Hinsicht – lag dem Autor dieser heiteren Verse am Herzen.

Dieses Büchlein soll seine Aufgabe nicht in wissenschaftlichen Betrachtungen und freischwebenden Spekulationen sehen, sondern in Aussagen und Bezügen, die dem medizinischen Laien und Fliegern eine Antwort auf offene Fragen ermöglichen und seinen Wissensdrang in Form einer humorvollen medizinischen Orientierung zu befriedigen vermögen.

Damit erfüllen diese heiteren Verse einen sinnvollen Zweck, indem sie zum Schmunzeln und Nachdenken anregen.

Flugkapitän Prof. Dr. med. Bruno H. C. Müller - Dortmund

Der Medikus

Ein Medikus, seit langen Jahren
im Fliegen nicht ganz unerfahren,
bemüht sich, einen Weg zu finden,
Beruf und Hobby zu verbinden.
Er fährt zu Tagungen und Messen,
zu allen Kursen und Kongressen,
er schwitzt in vielen Seminaren,
hört Professoren schon seit Jahren,
korrespondiert mit klugen Köpfen,
sucht Wissen überall zu schöpfen,
kämpft sich durch Bücher, Wälzer, Schwarten,
liest Fachjournale aller Arten
und wird darob zum guten Schluß
als »Medicus aviaticus« –
zu deutsch: als Fliegerarzt – bestallt.
Von nun an hat er die Gewalt,
Piloten gründlich durchzuchecken,
um alle Übel zu entdecken,
die sich in ausgeprägten Fällen
der Tauglichkeit entgegenstellen.
Kurzum: bei ihm liegt der Entscheid
für des Piloten Freud' und Leid,
wobei ihn nicht nur Wissen stützt,
auch eigene Erfahrung nützt.

Nur leider – mangels jeder Kenntnis –
stößt er sehr oft auf Unverständnis

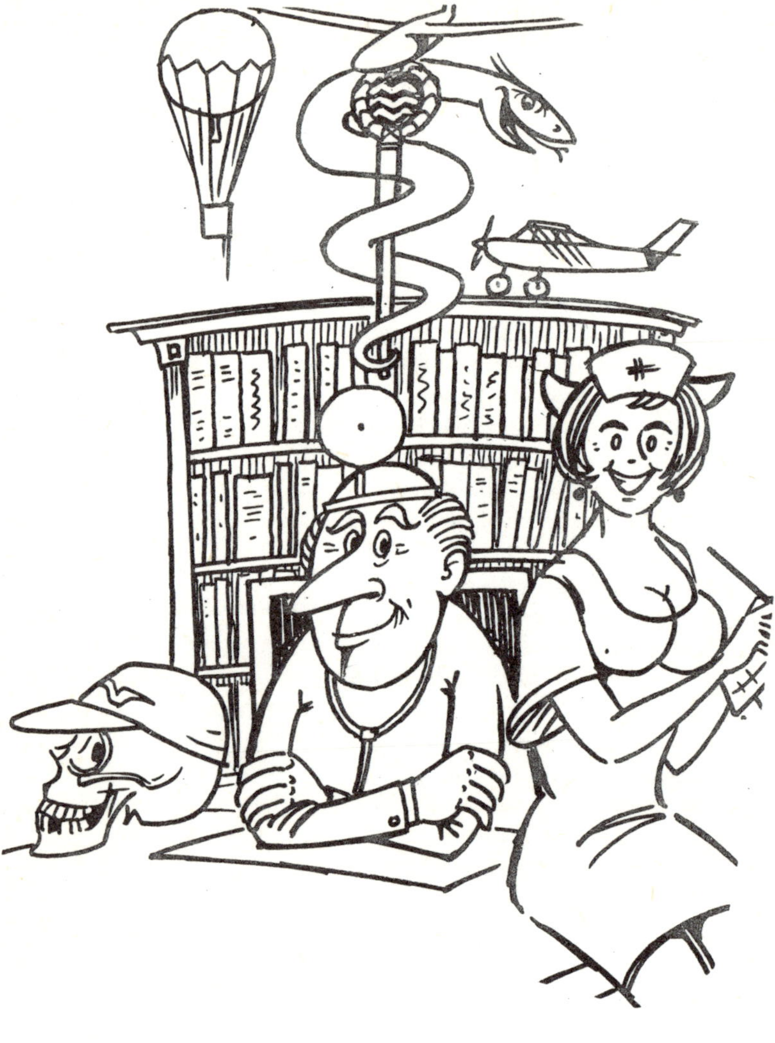

bei jenen, denen es vonnöten,
als Knüppelhalter abzutreten.
Auch wird von vielen, die noch blieben,
zumeist nur in den Wind geschrieben
gar mancher Hinweis, mancher Rat,
solang' man kein Wehwehchen hat.
Dabei, das weiß der Doktor deutlich,
wär' oft ein Schaden leicht vermeidlich,
wenn man, durch Einsicht überzeugt,
zur rechten Stunde vorgebeugt.

Darum faßt jetzt der Medikus
in stiller Kammer den Entschluß:
er will so komplizierte Sachen
wie Medizin verständlich machen,
indem er, fachlich unbeschwert,
von nun an Stück für Stück erklärt,
was zu Vermeidung von Verdruß
ein jeder Flieger wissen muß.
Er geht darum nach kurzer Weile
durch alle eure Körperteile
und bringt mit lustigem Gedicht
in manches Dunkel etwas Licht.

Nehmt diese Dinge nicht zu tragisch:
nur scheinbar ist der Körper magisch.
Mit dieser Weisheit letztem Schluß
empfiehlt sich heut' der Medikus
und bittet, soll das Werk gelingen:
sagt nicht nur ›Götz von Berlichingen‹!

Organe

DAS GEHIRN

Der Medikus erzählt euch heute
von dem Organ, das manche Leute
zwar haben, aber nicht verwenden
und daher später dämlich enden.
Vom Hinterkopf bis an die Stirn
zieht sich das menschliche *Gehirn*
mit Windungen und grauen Zellen,
mit vielen Schalt- und Regelstellen.
Von hier aus, richtig programmiert,
wird klug gedacht und gut regiert,
gefühlt, erlebt und auch erlitten,
sich zugewendet, sich zerstritten.
Vor allem aber, mit Bejahrung
wird es zum Speicher der Erfahrung.
Kurzum: es sitzen dort für alle
die Kleincomputer der Zentrale,
die, wie bei technischen Systemen,
Beschädigungen übel nehmen.
Wer also hier nicht richtig tickt,
der wird sogleich nach Haus geschickt.
Auch wird, wer einmal hirnverletzt,
vom Doktor an die Luft gesetzt.
Wer manisch oder gar ›gespalten‹,
ist auch für tauglich kaum zu halten.
Als Prüfstein, den ihr alle kennt,
dient uns der Intelligenzquotient.

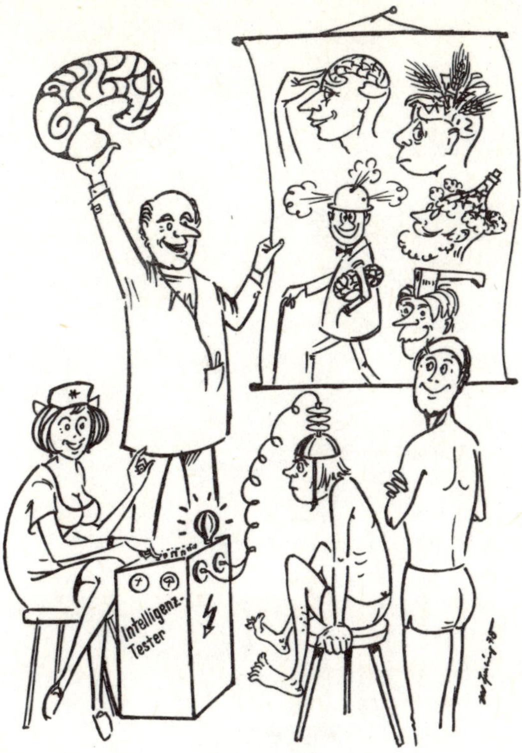

Ansonsten sollte jeder wissen:
man ist als Flieger aufgeschmissen,
wenn auch die größten Geistesriesen
sich selbst durch Alkohol vermiesen.
Wer ›Köpfchen‹ hat, der sei kein Tropf:
er sorge stets für klaren Kopf.

DAS HERZ

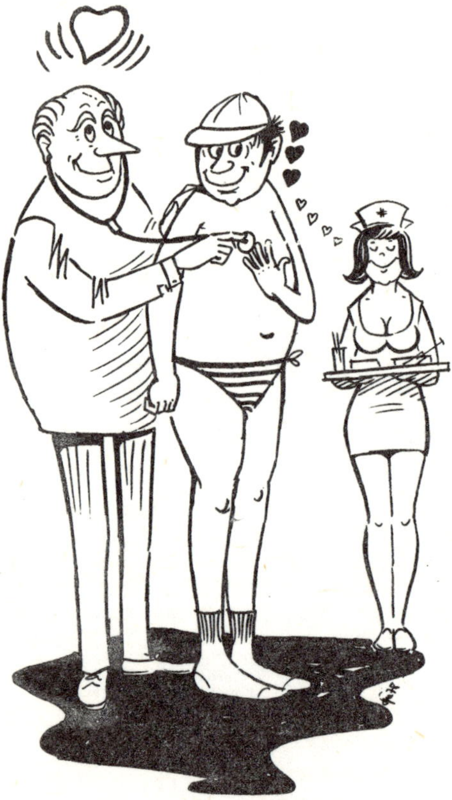

Der Medikus spürt kummervoll:
das *Herz* ist vielen nur Symbol!
Das Glück läßt ›Herzen höher schlagen‹,
bei ›herzhaft‹ denkt man an den Magen,
und bei Gesang aus voller Brust
spricht mancher gern von ›Herzenslust‹.

Dagegen fällt bei Sturmgetose
das Herz dem Feigling ›in die Hose‹;
es kann sogar ›im Halse‹ schlagen,
selbst ›auf der Zunge‹ wird's getragen!
›Hochherzig‹ nennt man edle Spenden,
und Lumpen können ›herzlos‹ enden.
Auch redet man oft weit und breit
von ›Herzensgröße‹, ›Herzeleid‹.
Nur – ›Hand auf's Herz‹ – bei echtem Wissen
sind doch die meisten aufgeschmissen,
denn ›herzlich wenig‹ ist bekannt
von unsrer Pumpe hierzuland,
und erst, wenn unser Motor spuckt,
dann wird genauer hingeguckt.

Der Medikus nimmt sich darob
zunächst einmal das Stethoskop
und schließt bei jedem Klappenton
auf deren innere Funktion,
denn vieles, was die Dinger stört,
wird deutlich als Geräusch gehört.
In diesem Falle, unverzichtbar,
macht es das EKG dann sichtbar,
was immer auch defekt gewesen –
vorausgesetzt, man kann es lesen.
Nun wird der Blutdruck nachgesehen,
im Liegen erst und dann im Stehen,
wobei sich manche Macke zeigt,
wenn zwanzigmal das Knie gebeugt.
Es klingen lange Leidensarien
im Trauerspiel der Coronarien,
und sind die schließlich ganz verstopft,
die Pumpe nicht mehr weiterklopft.

Der Medikus erklärt euch schnell:
zunächst ist alles funktionell,

und nur, wenn man es schlüren läßt,
dann wird das Leiden manifest.
Am besten fühlt sich ganz bestimmt,
wer täglich seinen Kreislauf trimmt,
anstatt mit vielen Alltagsgiften
nur neues Unheil anzustiften.

Als Wichtigstes gilt in der Tat
vor allem andern dieser Rat:
bewahret euch trotz Seelenschmerz
nur stets ein wirklich frohes Herz!

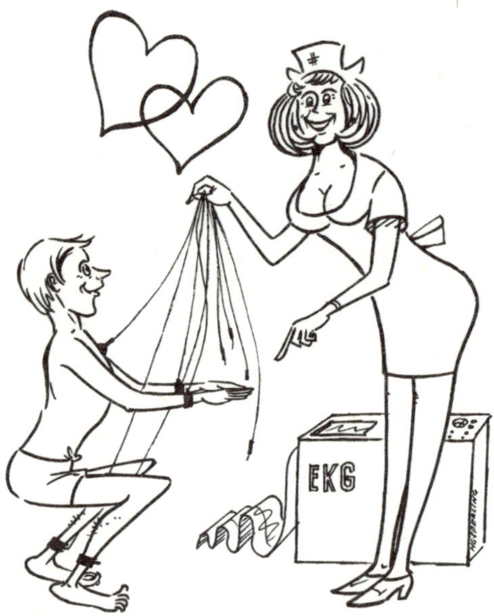

DIE LUNGEN

Der Medikus sieht sich gezwungen,
bei der Besprechung eurer *Lungen*
ein wenig mehr als sonst zu sagen,
sonst bleiben ungeklärte Fragen.
Am besten stellt sich jeder vor
das Wirken am Benzinmotor,
der die von ihm verlangte Kraft
durch Energieverbrennung schafft.
Hierzu, damit der Ofen raucht,
wird reichlich Sauerstoff gebraucht,
wonach dann die verschmutzte Luft
auf schnellstem Wege ausgepufft.
Beim Menschen wird nun angesogen
durch Zwerchfell und durch Rippenbogen.
Danach wird mit dem Atemstoß
man Kohlensäure wieder los.

In dem Geschäft ist man dabei
vom ersten bis zum letzten Schrei,
der fällig ist, wenn auch verzerrt,
falls Atemwege zugesperrt.
Der Kehlkopf regelt ohne Mucken:
entweder schnaufen oder schlucken,
obwohl auch hier mal vorgekommen,
daß was den falschen Weg genommen.
Der richt'ge führt durch enge Gäßchen
hinab bis zu den Lungenbläschen.
Hier tauschen sich die Gase aus:
das gute rein, das schlechte raus.

Soweit klappt alles glatt und rund
bei jedem Menschen, der gesund,
wovon der Arzt sich überzeugt,
wenn er das Röntgenbild beäugt.

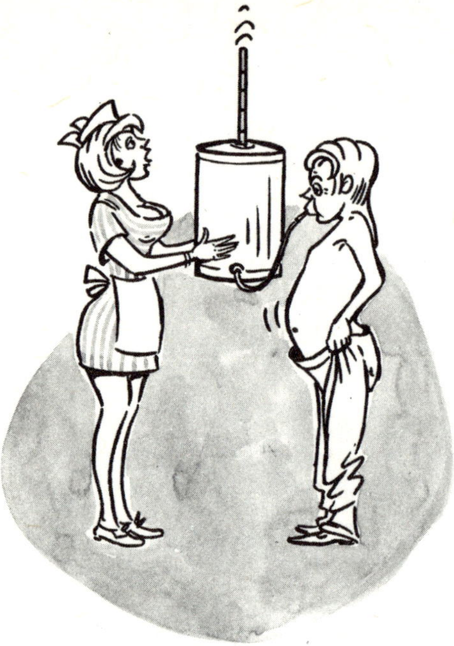

Er läßt euch atmen, läßt euch husten
und in das Spirometer pusten,
lauscht mit dem Hörrohr unvermeidlich,
beklopft euch hinten, vorne, seitlich
und stellt die Frage nebenbei:
»Wie steht's denn mit der Raucherei?«
Bei übermäßigem Genuß
führt Tabak zum Gefäßverschluß,
zu Hustenreiz und Lungenblähung,
am Ende gar zur Krebsentstehung.
Den Motorflieger macht oft krank
der Abgas- und Benzingestank;
auch kann der Dunst von frischen Lacken
allergisch euch mit Asthma zwacken.
Und habt am Ende ihr die ›Motten‹,
könnt ihr das Flugzeug gleich verschrotten.

Zum Schluß empfehl' ich zu kapieren:
man kann auch Lungen gut trainieren
durch Wandern, Laufen, Schwimmen, Tauchen,
vor allem aber: wenig rauchen!

DIE NIEREN

Der Medikus will nun probieren,
euch zu berichten von den *Nieren.*
So wie bei jedem Motor nötig,
sind sie für uns als Filter tätig
für Stoffe, die dann ungehemmt
auf den Aborten ausgeschwemmt.
Jedoch schon hier gibt's unbequeme
und äußerst störende Probleme,
wenn in den Lüften dann und wann
man dringend »müßte« und nicht kann,

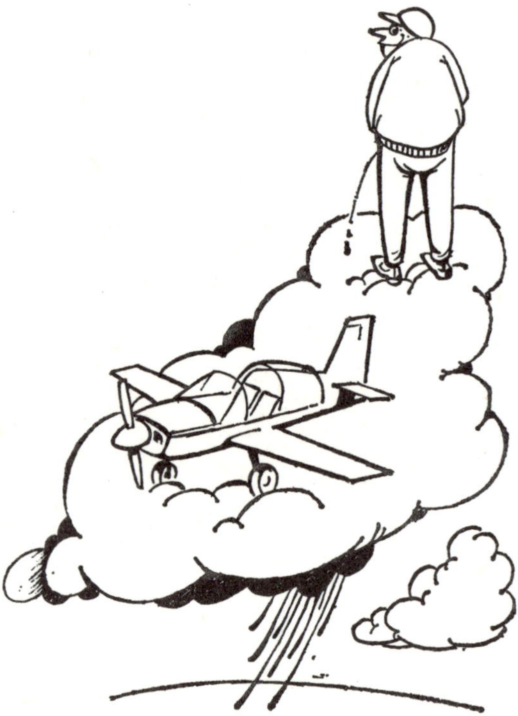

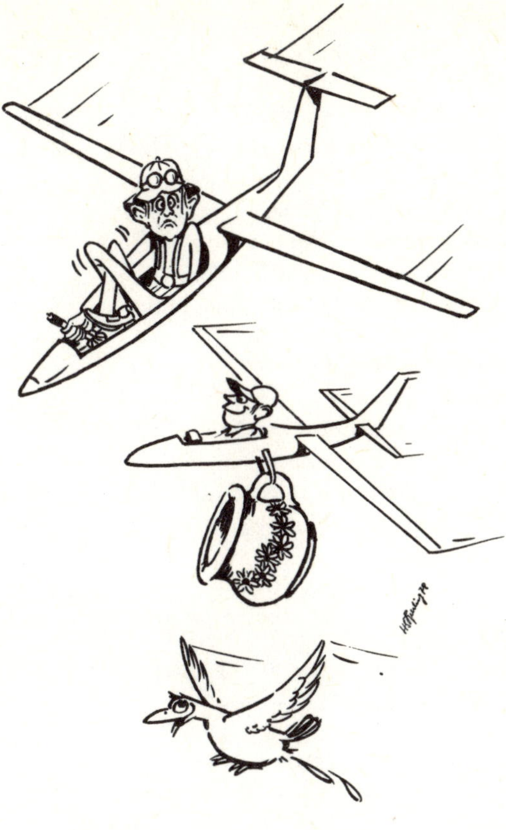

vor allem, da Naturgewalten
nur selten lange aufzuhalten.
Die Lösung ist nicht allzu schwer:
es muß ein Plastikbeutel her.
Recht nützlich für die ganze Chose
ist auch die Baby-Windelhose.
Nur eines rat' ich wirklich dringend:
der Abfluß ist für alle zwingend,

denn sonst wird das zurückgestaut,
was just der Körper abgebaut.

Und noch ein andrer Rat ist wichtig:
schützt euch vor Zug und Kälte richtig!
Sehr übel nehmen's grad die Nieren,
wenn sie in großer Höhe frieren,
und sind sie erst einmal entzündet,
der Arzt euch nicht mehr tauglich findet,
denn bald schon steigt der Blutdruck mächtig,
und der Urin wird eiweißträchtig.
Womöglich bildet – wie gemein –
am Ende sich ein Nierenstein.
Die Dinger können scheußlich zwicken
und führen häufig zu Koliken.
Drum rat' ich nochmals euch zum Schluß:
sorgt stets für guten Wasserfluß!

DER VERDAUUNGSTRAKT

Der Medikus – ihr müßt verzeihen –
spricht nun von euren *Innereien.*
Sie sind zwar nicht sehr appetitlich,
jedoch bei Krankheit unerbittlich,
und darum geht's jetzt durch den Mund
hinab in den Verdauungsschlund.
Hier setzt schon in der Speiseröhre
ein Brocken leicht sich in die Quere.

Was schließlich in den Magen drängt,
wird dort zerkleinert und vermengt.
Dabei erweist sich unerbaulich
so mancherlei als schlecht verdaulich,
was viele, gierig und verfressen,
verschlungen, statt mit Maß zu essen.
Dann kehrt der Magen, gar nicht dumm,
nur kurzerhand die Richtung um,
und was man grade erst geschluckt,
wird schmerzlich wieder ausgespuckt.

Doch ist der ganze Speisebrei
am Magenpförtner erst vorbei,
benötigt er in jedem Falle
den ungestörten Fluß der Galle,
und es bereitet viel Verdruß,
besteht hier irgend ein Verschluß.
Auch haben starke Becherheber
sehr häufig eine kranke Leber,
was wiederum ganz unerhört
die menschliche Verdauung stört.

Von hier aus fährt mit viel Getöse
die Nahrung ab in das Gekröse.

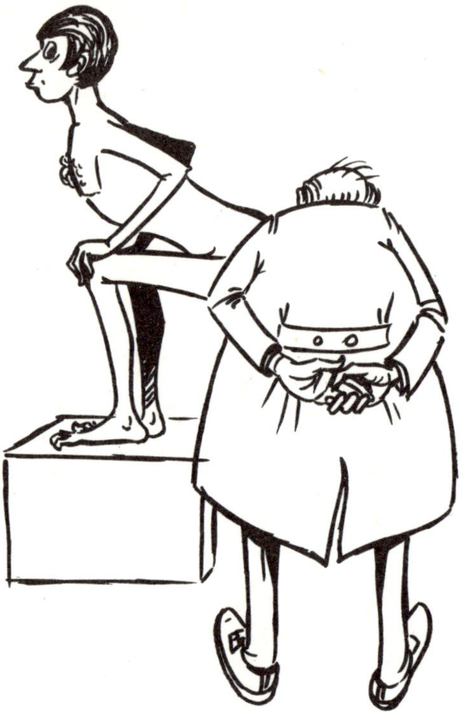

Dort wird sie nicht nur ganz zerhackt
und biochemisch aufgeknackt;
es bilden leider sich in Masse
auch jene hinderlichen Gase,
von denen nicht zu jeder Zeit
der Mensch erleichtert sich befreit.
Auch wird zumeist in großer Höhe
nur immer schlimmer das Geblähe.

Bis in den Enddarm vorgerückt,
wird hier der Rest nun eingedickt

und schließlich – ist man aus den Hosen –
durch unsren Auspuff abgestoßen.
Dort unten schaut der Medikus,
ob auch in Ordnung der Verschluß,
denn viele Menschen sind hinieden
gequält von starken Haemorrhoiden,
und muß man darauf lange sitzen,
kommt mancher Flieger arg ins Schwitzen.

Am Ende wär' noch nachzutragen:
Geschwüre gibts an Darm und Magen,
doch damit ist die Fliegerei
vorerst für lange Zeit vorbei!

DIE AUGEN

Der Medikus spricht nun von *Augen,*
speziell von den, die wenig taugen.
Man muß – das werdet ihr bekennen, –
als Flieger räumlich sehen können.
Doch leidergotts besteht bei vielen
ein penetranter Hang zum Schielen,
weshalb sie so zu werten sind,
als ob auf einem Auge blind.
Gestörte Sicht, ob nah, ob weit,
bedeutet wenig Schwierigkeit,
da gute Brillen meist erreichen,
dies optisch richtig auszugleichen.
Dabei ist leider zu ergänzen:
hier gibt es ganz bestimmte Grenzen!
Zudem – falls man das Ding verliert,
ist man – ersatzlos – angeschmiert.
Auch nützt die zweite Brille kaum,
hat man sie nur im Kofferraum.

Von allergrößter Wichtigkeit
ist ferner Farbentüchtigkeit:
bei Nebel, Blendung, und wenn's dämmert,
sind Farbenschwache höchst belämmert.
Besonders aber wird's gefährlich,
wenn Lichtsignale unentbehrlich,
weil in entscheidenden Momenten
die Funkgeräte streiken könnten.

Zu Abschluß rat' ich dringend allen:
laßt euch den Augentest gefallen.
Der Doktor, das müßt ihr verstehen,
wünscht lieber klar als schwarz zu sehen,
denn schlechte Sicht ist traurig freilich,
doch schlechte Einsicht unverzeihlich.

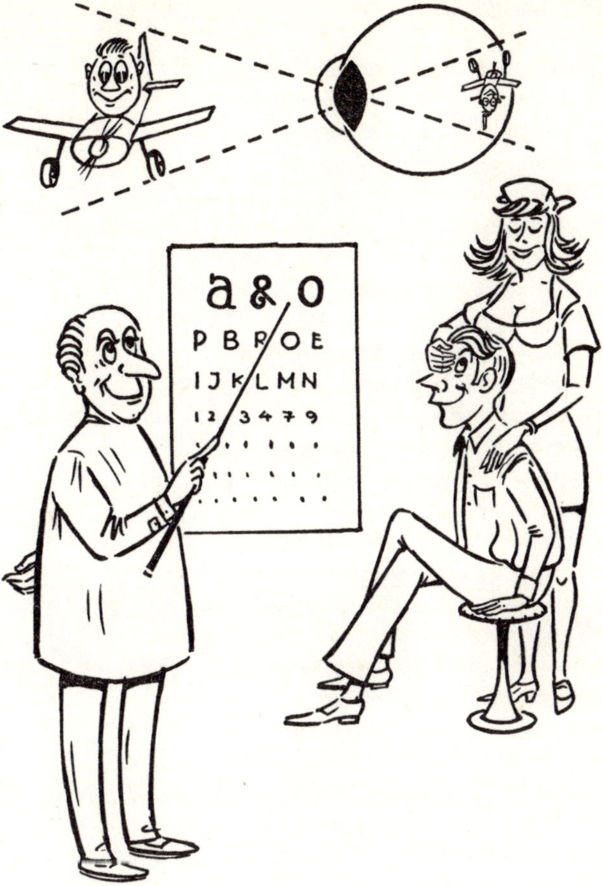
a & o
PBROE
IJKLMN
12 3479

DIE OHREN

Der Medikus nimmt sich nun vor
ein wichtiges Organ: das *Ohr.*
Mit Trommelfellen, die zerstört,
hat selten jemand gut gehört.
Es können ungepflegte Pfropfen
den äußeren Kanal verstopfen,
und man hört andere nur munkeln,
wenn man akustisch sitzt im Dunkeln.
Ein Funkspruch, der nicht klar vernommen,
wär' besser gar nicht angekommen!
Der Arzt verzichtet darum nie
auf gute Audiometrie,
und tauglich schreibt er einen schwerlich,
ist man als Flieger schlecht gehörlich.

Noch schlimmer wird es angesichts
der Störung unsres Gleichgewichts,
das ebenfalls vom Ohr gefunden,
doch nicht vom kranken, nur gesunden.
Ein Mensch, der schon beim Gehen schwänklich,
ist im Pilotensitz bedenklich,
denn – leider – sein Vestibulum
nimmt jede schnelle Drehung krumm.
Auch kann schon ein banaler Schnupfen
ihm schmerzlich schier das Ohr zerrupfen,
und er versagt in Höhen kläglich,
weil dann kein Druckausgleich mehr möglich.

Wer Ohrprobleme hat, der gehe
am besten nicht in Flugplatznähe.
Ein Sprichwort gilt in Luftgestühlen:
wer hier nicht hören will, muß fühlen!

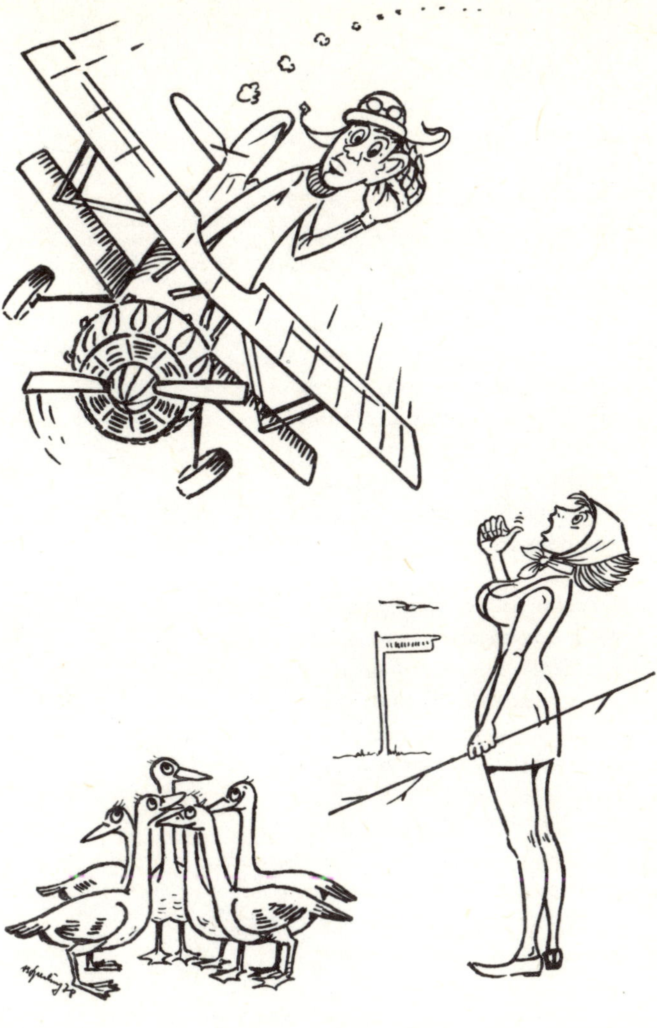

DIE NERVEN

Der Medikus ist heut' erbötig
zu sagen, wofür *Nerven* nötig.
Zunächst mal gilt es zu kapieren,
daß z w e i Systeme existieren:
das eine ist sehr leicht verständlich,
das andre schwieriger erkenntlich.
Tritt euch zum Beispiel jemand barsch
mit derbem Schwung mal in den A . . . .,
so registriert ihr unverzüglich,
daß dies nicht allzu sehr vergnüglich.
Doch reagiert auf spitze Stiebel
ihr sicherlich nicht nur *sensibel;*
ich habe völliges Vertrauen:
motorisch wird zurückgehauen,
womit genügend abgehandelt,
wie Reizung in Aktion sich wandelt.

Dagegen gibt es eine Menge
ganz autonomer Nervenstränge,
mit denen alles straff gezügelt,
sei es gebremst, sei es beflügelt.
Zwar ist das ganze ständig tätig,
doch geht das völlig automätig
und reagiert mit feinen Zügen,
die nicht dem Willen unterliegen.
Sind ›hüh‹ und ›hott‹ im Gleichgewicht,
der Doktor von Gesundheit spricht;
doch wirkt bei euch mal ›hott‹ verstärkt,
wird dies als Dystonie vermerkt.

Zum Schluß gilt es, euch einzuschärfen:
behaltet immer gute Nerven
und merkt euch, wenn's mal allzu eilig:
Die Ruhe sei dem Menschen heilig.

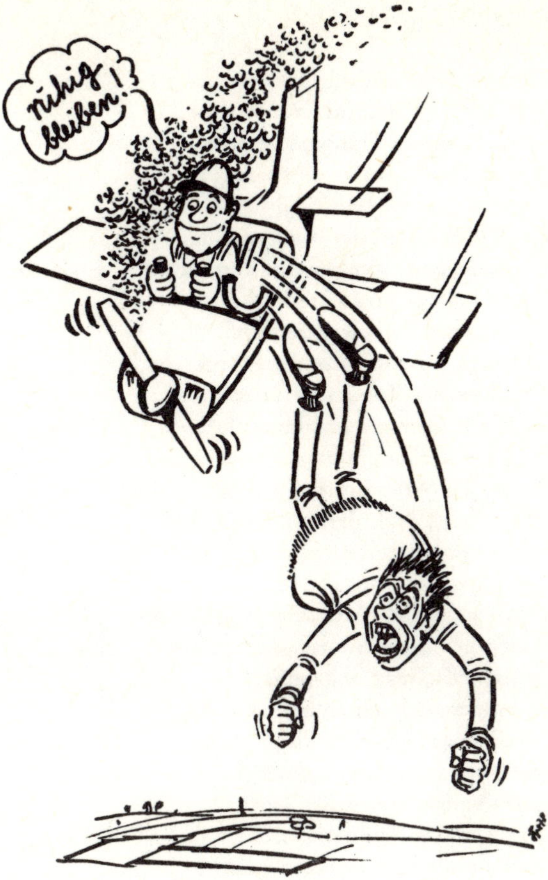
ruhig bleiben!

DIE WIRBELSÄULE

Der Medikus hat oft entdeckt,
wie wenig ›Rückgrat‹ in uns steckt,
wenn es um den Charakter geht;
jedoch, damit ihr's recht versteht,
versichert er in aller Eile:
heut' geht es um die *Wirbelsäule.*
Sie zieht geschwungen sich vom Nacken
hinab bis zu den Hinterbacken
und endet hier, wie jeder weiß,
in einem festen Stück, dem Steiß.
Der Rest darüber sei, wenn möglich,
in seinen Grenzen frei beweglich,
an allen Teilen gut gekrümmt,
damit die Federwirkung stimmt.
Die Wirbel sind, daß dies auch glückt,
mit Knorpelscheiben reich bestückt.
Gehalten wird der ganze Ständer
durch starke Muskeln, Sehnen, Bänder,
damit der Mensch auch, kurzgefaßt,
in jeder Stellung angepaßt.
Das Bücken, Drehen und Gerenke
schafft mühelos er durch Gelenke,
natürlich stets vorausgesetzt,
daß sie nicht irgendwie verletzt.
Dagegen: sind sie arg verschlissen,
ist man natürlich aufgeschmissen;
und wenn sie schließlich ganz verblocken,
dann ist es aus mit tiefem Hocken,
was man besonders häufig findet,
wenn sie durch Rheuma stark entzündet.
Bandscheibenschaden macht zur Stunde
auch in der Fliegerei die Runde,
und meistens ist man angeschmiert,
wird dies zu spät erst operiert.

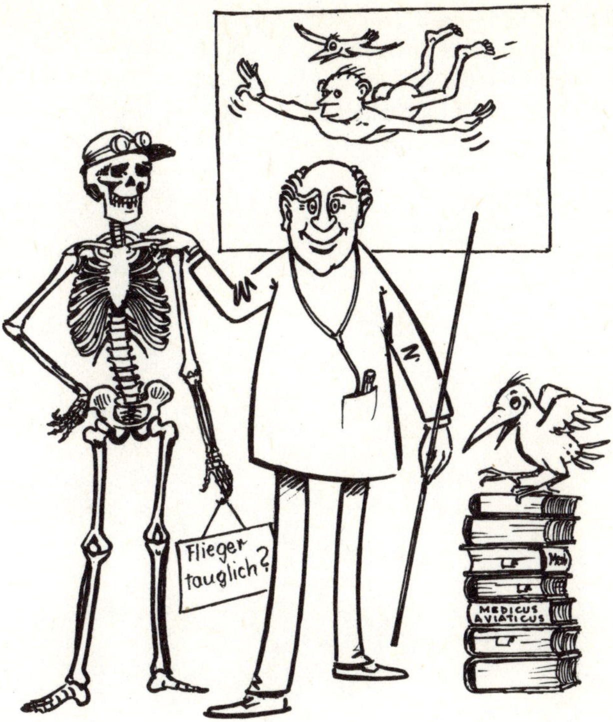

Am meisten aber droht Gefahr,
wenn jemand hart gelandet war.
Gibt's hiernach Schmerzen, gilt der Spruch:
man suche stets nach Wirbelbruch,
der häufiger, als man gedacht,
der Fliegerei ein Ende macht.

Zum Schluß will gerne ich euch zeigen,
wie leicht es ist, gut vorzubeugen.
Wollt ihr die Wirbelsäule trimmen,
geht zweimal wöchentlich zum Schwimmen,

und zur Gymnastik legt man auch
sich abends öfter auf den Bauch.
Sonst geht, habt ihr erst mal 'nen Schaden,
sehr rasch die Tauglichkeit euch baden!

DIE HAUT

Der Medikus macht heut' vertraut
euch mit des Menschen *Außenhaut.*
Wie bei der Dauerwurst die Pelle,
bedeckt sie jede Körperstelle;
und wird bei beiden sie versehrt,
ist oft der Inhalt nichts mehr wert.

Um uns auch richtig abzudichten,
besteht die *Haut* aus vielen Schichten,
die man vom Tier – das weiß ein jeder –
gegerbt verwendet gern als Leder.
Bei uns dagegen führt die ›Gerbung‹
nur zur lokalen Blauverfärbung,
wenn wir als Kinder was geklaut
und uns der Nachbar dann verhaut.

Als Baby ist die Haut noch glatt,
wo man im Alter Runzeln hat;
dagegen bilden sich bei vielen
im Laufe ihres Lebens Schwielen,
beim Maurer durch Gebrauch der Hände,
beim Amtmann mehr am Rückenende.

Im Laufe späterer Bejahrung
verändert sich auch die Behaarung;
was an der Stirne man vermißt,
verstärkt am Kinn gewachsen ist.
Der Volksmund sagt mit mildem Spott:
›als Alter kahl – als Junger flott‹;
doch sollte jeder sich bequemen,
Sprichwörter nicht zu ernst zu nehmen.

Es ist, was jeder von uns kennt,
sehr schmerzhaft, wenn man sich verbrennt.

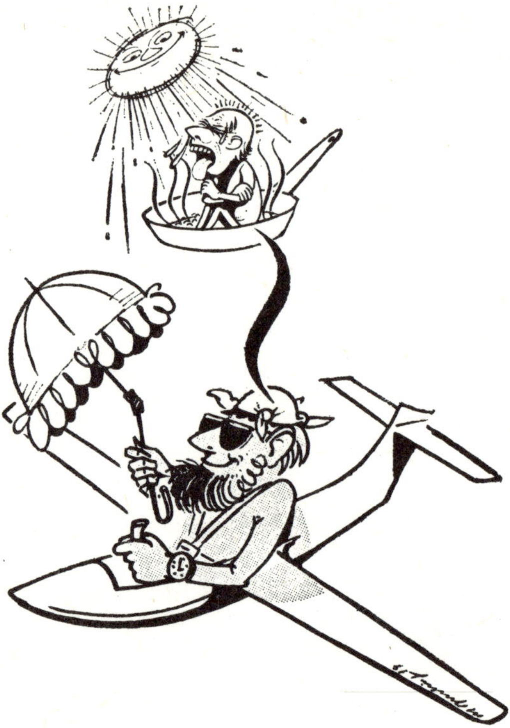

Bei großen Flächen wird's gefährlich,
weil Haut für Atmung unentbehrlich.
Vor Sonnenbrand kann man probieren,
sich gut mit Salbe einzuschmieren,
doch besser nimmt man kleine Dosen
beim Baden ohne Hemd und Hosen.

Am Ende meine ich, es bliebe
noch zu berichten von der Liebe,

die man, in vielen schönen Stunden,
zu zweit von Haut zu Haut gefunden.
Drum, lieber Freund, verachte nie
das Fach der Dermatologie!

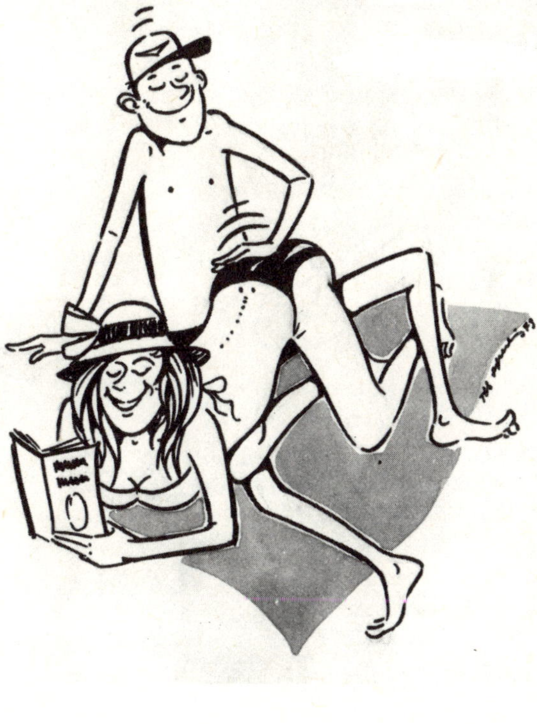

DIE ZÄHNE

Der Medikus spricht ganz gewiß
auch von dem menschlichen Gebiß,
weil – mittelalterlich betagt –
der »Zahn der Zeit« schon an ihm nagt.

Gerad' am Zahn hat unbestritten
so mancher fürchterlich gelitten.
Schon bei der Ankunft gibt es immer
viel Wehgeschrei im Kinderzimmer;
doch auch der Abgang ist bezüglich
gehabter Schmerzen mißvergnüglich.
Die Zwischenzeit bleibt voller Tücke
mit Plombe, Stiftzahn, Krone, Brücke:
wird man gepiekt, gebohrt, geschliffen,
sind Nerven immer inbegriffen.
Selbst die Prothese tut noch weh
im Kiefer und im Portemonnaie!

Dabei wär' gänzlich unbestreitbar
so manches sicherlich vermeidbar,
begriffe schon das Kind den Nutzen
von dreimal täglich Zähneputzen!
Geht man mit seinem Zahngehege
stets früh zur Inspektion und Pflege,
kann man getrost und ohne Schrecken
dem Zahnarzt gern entgegenblecken,
besonders, wenn mit zarter Hand
derselbe weiblich und charmant.

Vor allem aber bei Piloten
ist größte Vorsicht hier geboten,
denn andernfalls muß man mit Qualen
so manchen schönen Flug bezahlen.

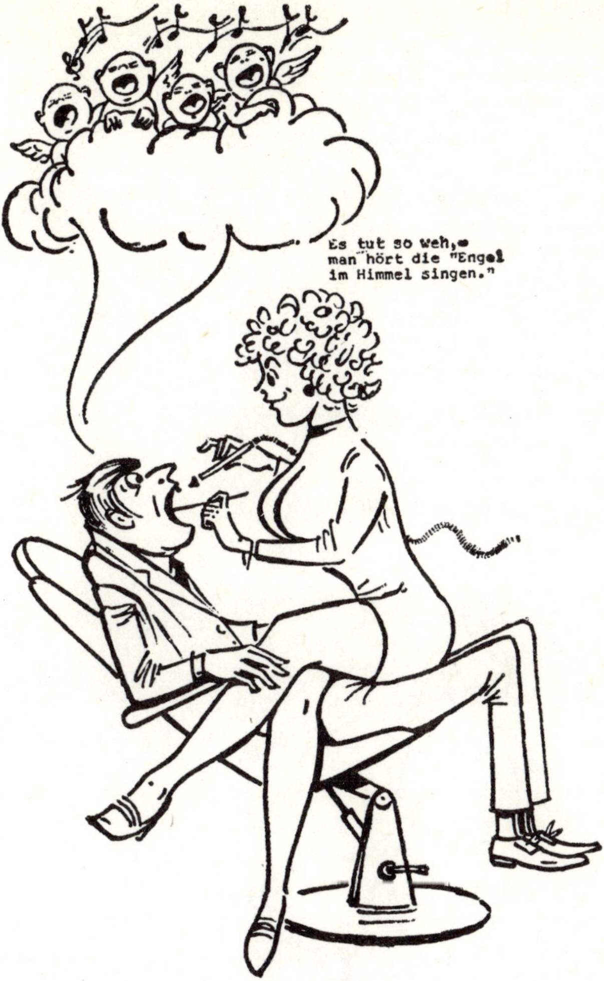
Es tut so weh, man hört die "Engel im Himmel singen."

Nur früh den Rachen aufgerissen,
sonst ist man später aufgeschmissen!
Und merke: ständig schlechte Beißer
hat meistens nur ein Hosenscheißer!

DIE HOLDE WEIBLICHKEIT

Der Medikus nimmt sich jetzt Zeit
für unsre holde *Weiblichkeit.*
Man nennt sie völlig ohne Recht
zumeist das »schwächere Geschlecht«.
Gewiß – bei körperlichem Werke
beweist der Mann mehr Muskelstärke;
doch gibt er oft sich manche Blöße
bei Geist, Gemüt und Seelengröße,
und äußerst fraglich bleibt im Leben,
wer mehr empfangen, mehr gegeben.

Doch schenken wir einmal Beachtung
der anatomischen Betrachtung.
Die Frau, wenn man's organisch nimmt,
ist ganz auf Mutterschaft getrimmt.

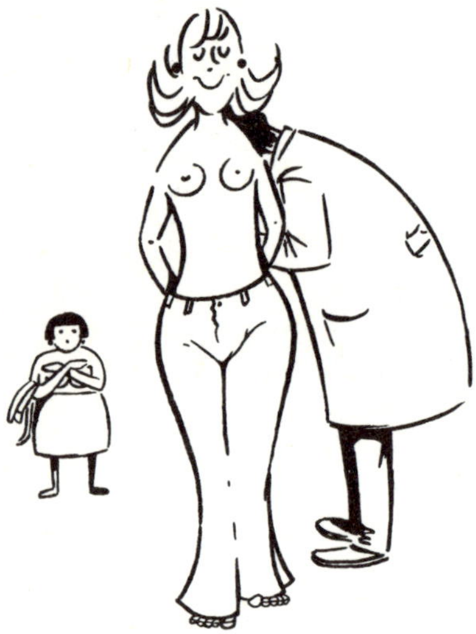

Dies funktioniert jedoch nicht ohne
bestimmte Eierstockhormone.
Von denen wiederum hängt ab,
ob sie heut' munter, morgen schlapp.
So kann sie an gewissen Tagen
auch manchen Ärger schlecht vertragen,
braucht einfach mal ein wenig Schonung,
lacht gern bald wieder zur Belohnung
und steht nach kurzer Zeit sodann
wie eh und je auch ihren Mann.

Dies Auf und Nieder von Gefühlen
gilt leider auch in Luftgestühlen;
wer da nicht völlig konzentriert,
ist leicht am Ende abgeschmiert.
Drum übt die Frau mit Konsequenz
auch hier am besten mal Karenz.

Im medizinischen Aspekt
ist sie vorzüglich abgedeckt:
erkrankt sie einmal unterleiblich,
gibt's Spezialisten nur für ›weiblich‹;
den Männern bleibt dann bloß die Fahrt
zum Arzt mehr allgemeiner Art.
Daraus könnt' boshaft sich ergeben,
daß Frauen meistens länger leben.

Was nun den Flugsport anbetroffen,
so ist die Frage völlig offen,
warum die Frau bis dazumal
eindeutig in der Minderzahl,
obwohl – dank vielerlei Talente –
sie doch vorzüglich fliegen könnte.
Anscheinend ist das Abenteuer
ihr doch nicht immer ganz geheuer;

sie bleibt, zufrieden und gesund,
mit beiden Füßen auf dem Grund
und ist hier – Leugnen wär' vergebens –
sehr gern Pilotin unseres Lebens.

Das Labor

Der Medikus ist heut' vertieft
in alles, was man chemisch prüft.
Zu diesem Zwecke stellt er vor
das medizinische Labor,
in das man euch für viele Proben
zunächst einmal hineingeschoben.

Schon manchem ist der Mut vergangen,
hat ihn die MTA empfangen,
wenn sie nicht grad' dabei verharrt,
daß sie auf Apparate starrt.
Der meist recht attraktiven Puppe
seid ihr als Kerle ziemlich schnuppe,
da sie, geschniegelt und geleckt,
sich längst woanders eingedeckt.

Jetzt müßt ihr in verschwieg'nen Winkeln
gezielt in eine Flasche pinkeln.
Das klappt jedoch bei manchen Leuten
nur unter großen Schwierigkeiten,
denn auf Kommando fließt der Strahl
noch lange nicht in jedem Fall.

Nun wird zur Schlachtbank man geführt
und eine Vene anpunktiert,

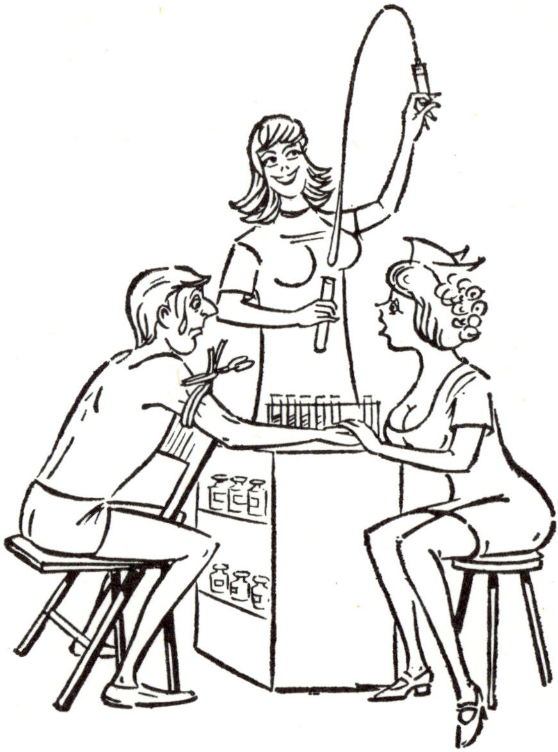

wobei der stärkste Mann zumeist
sich selten nur als Held erweist;
denn wird die Sache erst mal blutig,
sind viele Leute nicht mehr mutig.
Ihr werdet, schwitzend und beklommen,
danach vom Doktor vorgenommen,
derweil das Mädchen, weiß beschürzt,
sich nun auf eure Säfte stürzt.

Das Blut, gefärbt und abgedeckt,
wird in das Mikroskop gesteckt.

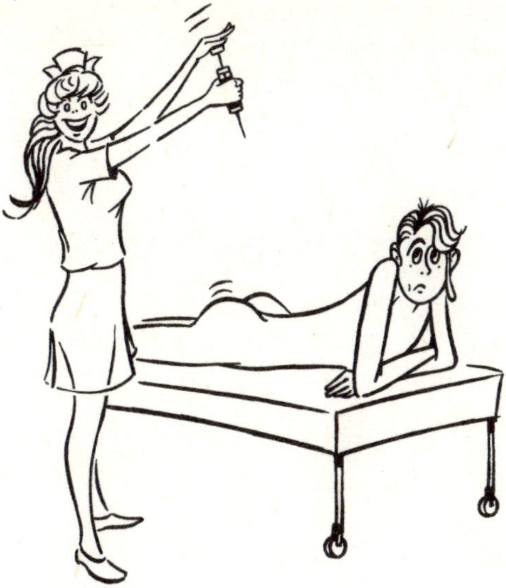

Ein Weilchen muß die Dame brüten
nun über euren Leukocyten,
wobei Urin im gleichen Zuge
geschleudert in der Zentrifuge.
Mit einem schnellen Streifentest,
stellt Eiweiß man und Zucker fest.
Bei beidem, wenn man's bei euch fände,
wär' rasch die Fliegerei zu Ende.
Entzündung zeigt in jedem Fall
die Senkung, wenn sie nicht normal.
Auch kann man leider wenig hoffen,
falls Gallenfarbstoff angetroffen.
Kurzum: eh ihr es recht gewärtig,
hat die Karbolmaus alles fertig,
was euer Fliegerarzt am Schluß
zur Diagnose wissen muß.

Es kommt, wenn man euch piekt und sticht,
so manche Krankheit erst ans Licht;
drum seid, selbst wenn sie alt und fett,
zur Laborantin immer nett!

Wichtige Systeme

DAS GEFÄSS-SYSTEM

Der Medikus versucht es nun,
euch recht ausführlich darzutun,
was – meist als Adern nur bekannt –
man das ›*Gefäß-System*‹ genannt.

Vom Herzen wird das Blut mit Kraft
durch dicke Rohre weggeschafft,
die sich jedoch schon bald beeilen,
sich stets aufs Neue aufzuteilen
in viele Äste, immer kleiner
und immer enger, immer feiner
bis schließlich hin zu Kapillaren,
benannt nach winzig dünnen Haaren.
Die ziehen dann an jeder Stelle
zur allerkleinsten Körperzelle
und sind mit Bluttransport erbötig
zu liefern, was zum Leben nötig.
Die ganze Zufuhr, frisch und hell,
heißt anatomisch ›arteriell‹.

Ein ähnliches Kanalgebilde
verläßt nun die Verbrauchsgefilde
und bringt den Abfall Stück für Stück
in Richtung Pumpe dann zurück.
Womit die Abfuhr wird vermittelt,
ist ärztlich als ›venös‹ betitelt.

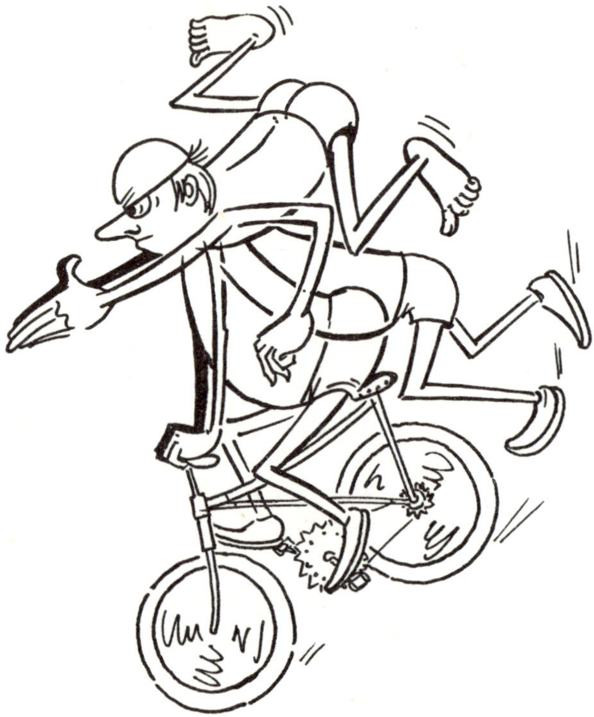

Das Ganze wird nun sehr geeignet
als ›großer Kreislauf‹ fachbezeichnet.
Der ›kleine‹ zieht in kurzem Schwunge
nur einfach rechts und links zur Lunge,
wo der verbrauchte Lebenssaft
sich neue Energien schafft,
die dann vom Herzen nachgeschoben
in stetem Rhythmus – siehe oben.

Das Blut, auf seiner langen Leitung,
bekommt auch chemisch Aufbereitung;

dies wird, wenn hier der Saft passiert,
von unsrer Leber durchgeführt.
Als Filter jederzeit erbötig
sind auch die Nieren emsig tätig;
doch spricht von diesem Klärungsmittel
bereits ein anderes Kapitel.

Nun stelle man sich ja nicht vor
das Blutgefäß als starres Rohr;
im Gegenteil: es ist phantastisch
in allerhöchstem Maß elastisch,
womit, was leider schwer kapierbar,
des Menschen Blutdruck regulierbar.
Auch wird, durch Nervenreiz geweckt,
der örtliche Bedarf gedeckt,
wozu die Adern jederzeit
mit Weiterstellung sind bereit.
Zum Ausgleich wird, was rasch passiert,
an andrer Stelle reduziert,
indem, durch Muskelkraft gezwängt,
sich die Gefäßbahn leicht verengt.

Geht dies im Alter in die Hose,
dann spricht man von Gefäß-Sklerose.
Die Starre der Arterienwand
ist als Verkalkung auch bekannt.
Wie ihre Spannkraft man vermehrt,
hat uns der Pfarrer Kneipp gelehrt.
Auch kann mit Bürsten man und Reiben
Gefäß-Gymnastik selbst betreiben.
Am besten ist – mit einem Wort –:
man treibe regelmäßig Sport!

DAS BLUT

Der Medikus – mit frischem Mut –
spricht heute über euer *Blut.*
Ein Dichter hat uns angeschafft,
es sei ein ganz besondrer Saft,
womit er wirklich – ich sag's offen –
den Nagel auf den Kopf getroffen;
denn ohne, leider stimmt der Satz,
ist alles andre für die Katz'.

In unsrem Serum aufgelöst
das Plasma ständig lebt und west.
Mit Plättchen klein und mit Fibrillen
vermag es Blutung rasch zu stillen.
Am wichtigsten ist der Transport
des Sauerstoffs von Ort zu Ort,
wobei im Rückfluß – siehe oben –
die Kohlensäure weggeschoben.

Die beiden Gase sind gebunden
an Eisen, das im Blut gefunden.
Dies fehlt normalen Menschen nie,
denn sonst spricht man von Anaemie.
Ein jeder, der das einmal hatte,
kennt daher Eisenpräparate,
doch deshalb ist – ich weiß es besser –
noch niemand gleich ein ›Eisenfresser‹.

Dies alles spielt sich – kurz und knapp –
in unsrem roten Blutbild ab.
Im weißen sind's die Leukocyten,
die hier die inn're Ordnung hüten.
Sie häufen sich wie Polizisten,
wo feindliche Bakterien nisten,

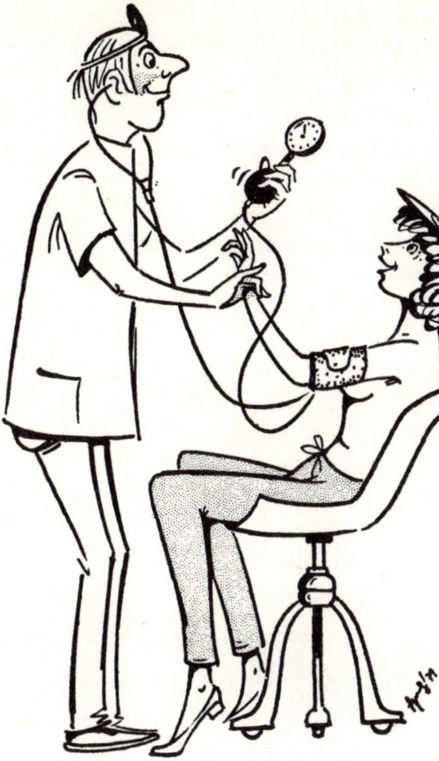

um diese rasch, falls es vonnöten,
mit großer Freßlust abzutöten.
Dabei hilft ihnen auf die Strümpfe
manch dicker Knoten für die Lymphe,
weshalb bei starken Eiterherden
die Dinger immer größer werden.
Hierdurch entsteht – ich sag es lieber –
in allermeisten Fällen Fieber.

Was nun die Menge anbelangt,
das Maß in weiten Grenzen schwankt,

doch gelten von dem edlen Naß
fünf Liter wohl als Mittelmaß.
Fließt bei Verletzung viel davon,
dann schreitet man zur Transfusion.
Dabei ist keineswegs ganz schnuppe,
daß man erwischt die richt'ge Gruppe.
Die sollte jeder selber wissen,
sonst ist man elend aufgeschmissen.
Der Flieger läßt daher am besten
sich mal von seinem Doktor testen.

Hat reichlich Saft man in den Adern,
dann sollte man nicht lange hadern,
um kranker Menschen Not zu wenden,
gelegentlich mal Blut zu spenden;
denn der, den du von Todeskissen
gerade noch hinweggerissen,
erweist vielleicht sich Jahre später
einmal als D e i n e s Lebens Retter.

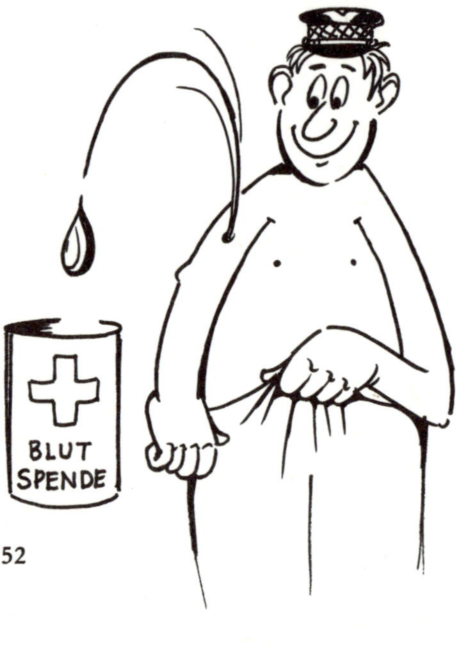

DIE VITAMINE

Der Medikus vermeint, es diene
ein Vortrag über *Vitamine.*
Sie sind, wie schon am Namen sichtbar,
für unser Leben unverzichtbar
und werden auch, wohin man guckt,
als bunte Pillen schon geschluckt,
obwohl man reichlich sie verzehrt,
wenn man vernünftig sich ernährt.

Als erstes steht – wie es so geht –
Buchstabe ›A‹ im Alphabet,
womit der Merksatz sich erklärt:
›A‹ hat für Augen höchsten Wert,
denn wenn es mangelt, wird tatsächlich
man nachtblind und auch farbenschwächlich.
Es wurde Carotin genannt,
weil man es in Karotten fand.
Gottlob sind wir recht früh dabei
als Baby schon – mit Möhrenbrei.

Wenn nun vom ›B‹ gesprochen wird,
erscheint das etwas kompliziert:
man muß – das läßt sich nicht vermeiden –
verschied'ne Gruppen unterscheiden.
Doch eines haben sie gemeinsam:
sie kommen vor in frischem Leinsam;
auch aus Getreide, Körnerfrüchten
kann man das edle Zeug sich züchten.
Besonders gut, wie jeder weiß,
ist ferner ungeschälter Reis,
und schließlich hat man es am Wickel
mit Vollkornbrot und Pumpernickel.
Es wird, gespeichert in der Leber,
für uns zum Nervenkräfte-Geber.

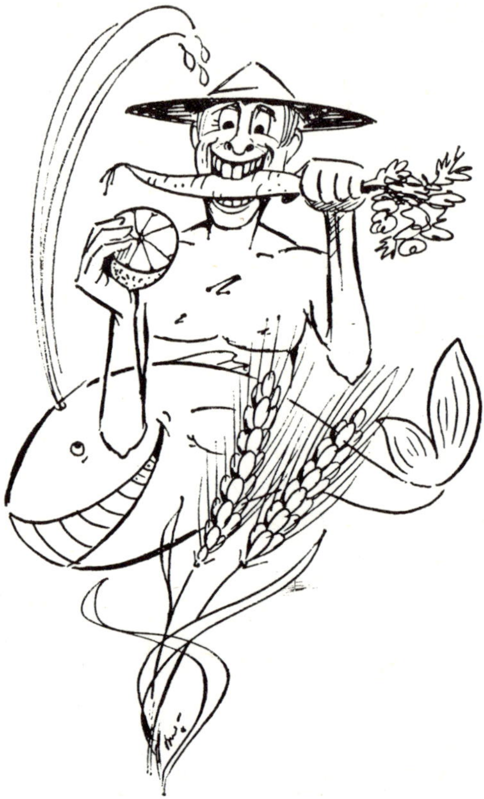

Als Mangelkrankheit hierzuland
ist ›Beri-Beri‹ unbekannt,
doch schließt das Wort als Eselsbrücke
im Alphabet für ›B‹ die Lücke.

Beim ›C‹ hat sich herumgesprochen:
wer grippekrank ins Bett gekrochen,
dem steigern frische Citrus-Säfte
enorm die eignen Abwehrkräfte.

Es weist der Name ›Ascorbin‹
bei Mangel schon auf Scorbut hin;
doch der gehört in unsren Breiten
schon lange zu den Seltenheiten.

Dagegen ist noch ziemlich häufig
ein andres Manko recht geläufig:
der Knochenbau kann sich entfalten
nur, wenn man reichlich ›D‹ erhalten.
Als gutes Merkwort, wie ich meine,
dient uns der Ausdruck ›Dackelbeine‹,
denn man erkennt Rachitis schnell
am stark verkrümmten Fahrgestell.
Drum kriegen Kinder heute faktisch
das Zeug ganz früh schon prophylaktisch.
Das Vitamin trifft reichlich man
in Eigelb, Milch und Butter an,
doch wirkt es ganz besonders forsch
beim Trangenuß von Wal und Dorsch.

Mit diesem Vitaminerguß
mach' ich für heut' am besten Schluß,
denn sonst wär' viel mehr Zeit vonnöten
zur Diskussion von Raritäten.
So bleibt mir dann ein Ratschlag nur:
vertraut am besten der Natur,
um Vitaminbedarf zu stillen
mit guter Nahrung statt mit Pillen!

DIE HORMONE

Der Medikus, in ernstem Tone,
spricht heute über die *Hormone.*
Er ist betrübt, weil es ihn kränkt,
daß ihr dabei an eins nur denkt,
das immer schon, ganz unbestritten,
bei Liebesleuten wohlgelitten.
Dabei wirkt, männlich oder weiblich,
es keineswegs nur unterleiblich;
vielmehr ist das, was in ihm steckt,
bis heut' noch gar nicht ganz entdeckt.

Ein Drüsenpaar sei nun genannt,
als Nebennieren wohlbekannt.
Der Name sagt uns ohne Frage
nur etwas über ihre Lage,
dagegen hat mit dem Urin
das ganze Zeug nicht viel im Sinn.
Es kommt aus seiner Produktion
Adrenalin und Cortison.
Das erste, nur vom Mark erstellt,
den Blutdruck stets auf Touren hält;
das zweite, für die Abwehr wichtig,
entsteht dagegen rindenschichtig.

In Bayern hat manch armer Tropf
am Halse einen dicken Kropf.
Normalerweise kaum noch sichtbar,
ist dies Gewebe unverzichtbar,
da es, durch Jodgehalt gepegelt,
die Energieverbrennung regelt.
Ist diese Drüse mal zu faul,
wird dick man wie ein Ackergaul;
wirkt umgekehrt sie übermäßig,
dann wird man dünn, obgleich gefräßig.

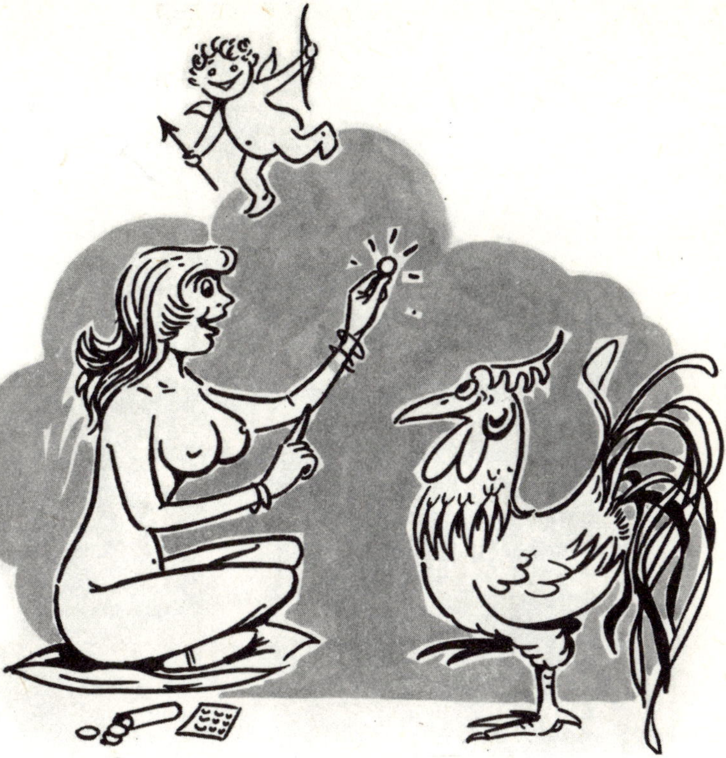

Daneben sitzen andre Zellen,
die wiederum die Weichen stellen,
wieviel an Kalkgehalt im Blute
kommt unserem Skelett zugute.
Falls das nicht klappt, hat man die Knochen
aus kleinstem Anlaß schon gebrochen.

Der Medikus weist euch nun hin
auf das bekannte Insulin.
Es wird in unsrer klugen Welt
synthetisch noch nicht hergestellt,

und man ist leider angewiesen
auf lauter frische Kälberdrüsen.
Es dient, was immer wir verdauen,
dazu, den Zucker abzubauen.
Hat man davon zu viel im Blut,
dann ist das leider gar nicht gut:
bei Fliegern geht – ich sag's betreten –
mit Sicherheit der Flugschein flöten!

Wer bisher den Hormon-Salat
ein wenig nur verstanden hat,
der merke sich die Hypophyse,
genannt auch die Hirnanhangsdrüse.
Sie steuert alle Haushaltsgeister
als Keller-, Hof- und Küchenmeister
und gibt als Chefkoch euch in Kürze
die hormonale Superwürze.
Es kommt ja auch bei der Kapelle
der Dirigent an erster Stelle;
darum geht alles wie geschmiert,
wenn diese Drüse funktioniert!

DIE NAHRUNG

Der Medikus – mit viel Erfahrung –
spricht heute über unsre *Nahrung*,
denn leider zeigt er selbst versessen
auf gutes Trinken sich und Essen.
Er ist noch nie ein Feind gewesen
von Weinen, wenn sie spät gelesen,
und ein Menu erfreut ihn sehr
vom Vorgericht bis zum Dessert.
Nur stellt sich ihm die ernste Frage
am nächsten Morgen auf der Waage,
kaum ist er endlich aus dem Bett:
mein lieber Mann – du wirst zu fett!
Dabei ernährt man sich nur richtig,
wird man dadurch nicht schwergewichtig.
Besonders Flieger sind gebeten,
beim Essen etwas kurz zu treten,
denn wird der Appetit zu groß,
sind bald sie ihren Flugschein los.
Von jedem Überschuß befreit
die Null-Diät nach Ditschuneit;
der gibt dem umfangreichen Prasser
vorübergehend nur noch Wasser,
wodurch der Körper, nicht ernährt,
die eigenen Depots verzehrt.

Daraus erklärt sich unumwunden
für Flüge über lange Stunden,
daß Fasten völlig ungefährlich,
doch Trinken keineswegs entbehrlich.
Mit einer Flasche frischen Säften
bleibt leicht man tagelang bei Kräften.
Dagegen wurde oft probiert:
ein voller Bauch nicht gern studiert;

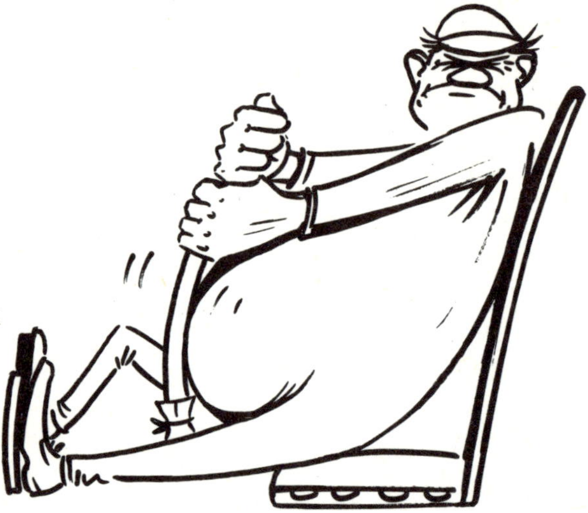

Spätestens, wenn Du
den Knüppel zum Abfangen
nicht mehr durchziehen kannst,
zieht Dich der Fliegerarzt
aus dem Verkehr!
Laß es nicht soweit kommen!

und außerdem gilt sowieso:
zu viel Gewicht heißt Risiko!
Dem Menschen, der enorm erstarkt,
droht Diabetes und Infarkt
und, war er allzu unbescheiden,
am Ende auch ein Leberleiden.
Die Überfüllung der Gemäße
führt zur Verkalkung der Gefäße,

von hohem Blutdruck ganz zu schweigen;
auch kann sich Rheumatismus zeigen.

Für heute sollte euch genügen
der Ratschlag, täglich sich zu wiegen,
denn auf die Dauer bleibt gesund
nur, wer nicht »wuchert mit dem Pfund«.

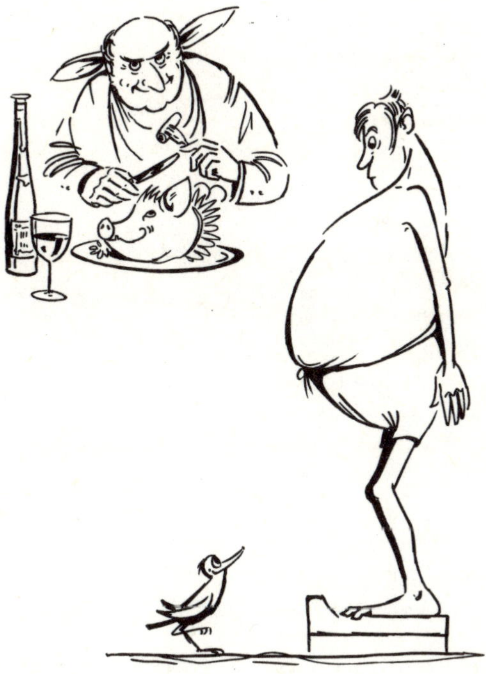

DER SAUERSTOFF

Der Medikus geht Zug um Zug
mit euch durch einen Höhenflug,
denn vielerlei sei gut verstanden,
wollt ihr auch sicher wieder landen.

Der dicke Brummer mit dem Motor,
der Segler mit dem Wellenrotor –
sie gingen, wenn es möglich wäre,
am liebsten in die Stratosphäre.
Nur leider – völlig flugversessen
wird häufig allerlei vergessen,
was man zum richtigen Genuß
des Unternehmens wissen muß.

Vor allem soll man sich bequemen,
frühzeitig *Sauerstoff* zu nehmen,
denn wird das Zeug erst einmal knapp,
macht nicht nur euer Motor schlapp.
Der Grenzwert ist, das sag' ich schnell,
für jeden individuell;
doch gilt für uns in aller Regel
zwölftausend Fuß als Durchschnittspegel,
wo jeder, der noch höher wollte,
nach seiner Maske greifen sollte.

Hat man dies einmal unterlassen,
dann gilt es, höllisch aufzupassen,
denn wenn der Mangel sich verstärkt,
wird sowas häufig nicht bemerkt.
Steigt ohne Sauerstoff man weiter,
fühlt man sich bald schon froh und heiter.
Der Höhenkranke ist beglückt
der Erdenschwere weit entrückt

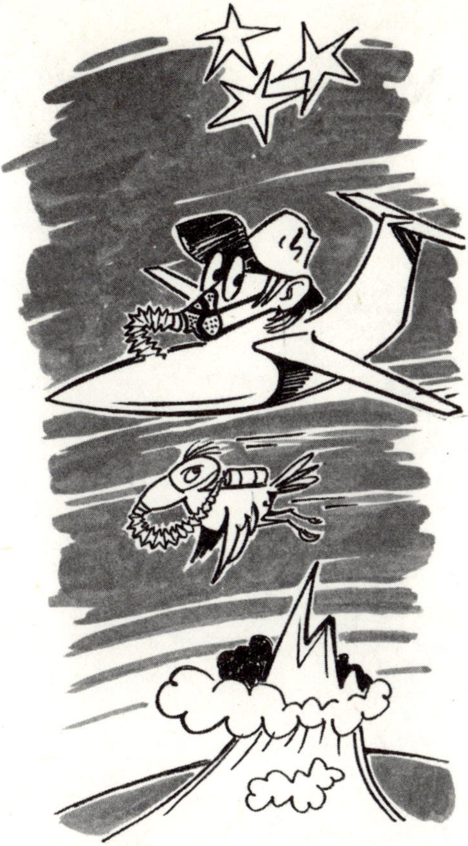

und wird, für andre leicht gewärtig,
mit seiner Sprache nicht mehr fertig.

Bald hat er das Gefühl verloren
in Händen, Füßen, Nase, Ohren,
und rasch entgleitet ihm die volle
horizontale Selbstkontrolle.
Kommt dann die Kiste gar zum Sturz,
erscheint selbst dies ihm völlig schnurz.

Bevor er richtig es versteht,
ist es sehr häufig schon zu spät,
und Bruder Leichtfuß hat verblendet
den schönen Flug mit Bruch beendet.

Nur der fliegt völlig ungefährlich,
dem niemals Sauerstoff entbehrlich!

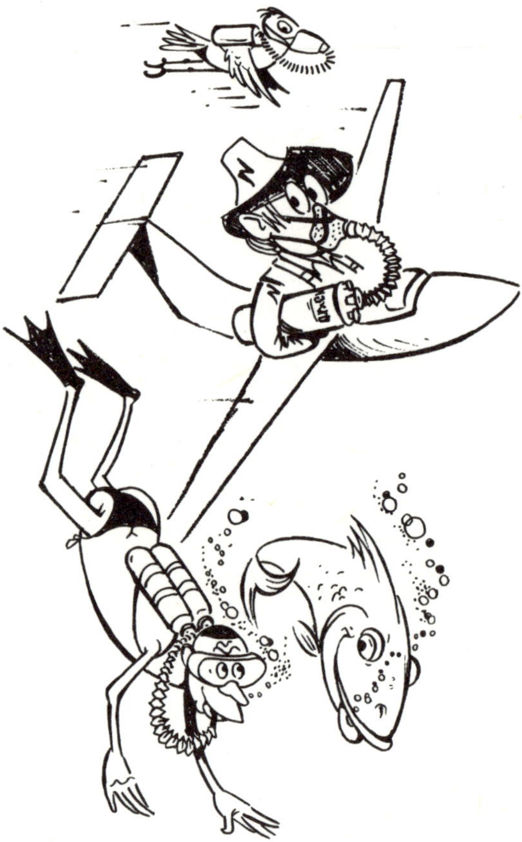

Einige Krankheiten

DER STRESS

Der Medikus – so will ihm scheinen –
hat euch bisher im allgemeinen
nur medizinisch vorgedichtet,
drum wird es Zeit, daß er berichtet
von einigen speziellen Dingen,
die Schaden oder Nutzen bringen.

Zunächst macht heute er bekannt
mit etwas, was man *Streß* genannt.
Dies Phänomen, sehr oft vorhanden,
wird leider meistens mißverstanden,
denn sein Entdecker meint noch heute,
daß es nichts anderes bedeute,
als daß des Alltags Druck vielleicht
im Körper Gegendruck erreicht,
wovon – mit federnd weichem Schweben –
zum Beispiel Autoreifen leben.
Fehlt es hier außen oder innen,
kommt man nicht allzu weit vonhinnen,
und auch bei uns wird erst geweckt
durch Druck, was alles in uns steckt.
Es werden Hippie-Blumenkinder
recht selten tüchtige Erfinder,
und große Würfe sind geglückt
meist denen nur, die Nöte drückt.

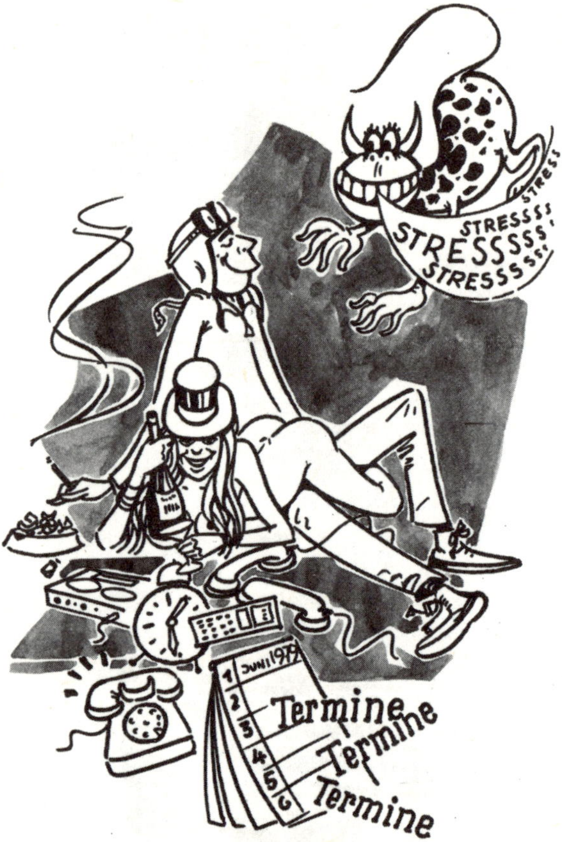

So läßt sich mühelos erklären:
Streß kann man keineswegs entbehren,
und wir versagen dann nur kläglich,
wenn ein Zuviel uns unerträglich.
Erfolgreich bleibt in dieser Welt
nur, wer sie stets in Atem hält.
Doch bald schon ist der Kummer groß,
war man zu häufig atemlos,

denn fährt man Vollgas auf die Dauer,
wird schließlich jeder Motor sauer.
Wer umgekehrt nur immer ›nuddelt‹,
hat selbst sich seine Gruft gebuddelt,
und faule Rentner werden halt
im allgemeinen nicht sehr alt.

Darum bekenn' ich gerne hier:
der Streß ist Lebenselixier;
nur der ist früh ins Grab gesunken,
der allzu viel davon getrunken!

DER KOPFSCHMERZ

Der Medikus hat selbst verspürt:
kein Mensch ist richtig konzentriert,
wenn er vor *Kopfschmerz* dann und wann
kaum aus den Augen sehen kann.
Was schon am Boden arg beschwerlich,
wird in den Lüften leicht gefährlich.
Oft hat den letzten Flug gemacht,
wer nur Sekunden unbedacht;
und darum gehe man zur Stund'
der Sache schnellstens auf den Grund.

Der erste spürt's nur in der Stirne,
der zweite in der ganzen ›Birne‹.
Ein dritter fühlt es heftig zwacken
vom Hinterkopf bis in den Nacken.
Den vierten schmerzt es an den Zähnen;
dem fünften oft die Augen tränen.
Dem sechsten scheint am Schläfenknochen
ein kleines Hämmerlein zu pochen.
Dem siebten Manne kommt das Ohr
wie eine Kesselpauke vor.
Der achte fühlt sich arg beschwert,
weil er im Kopf den Puls gehört.
Den neunten können schrecklich quälen
die Nase und die Nebenhöhlen.
Vom zehnten schließlich wird gesagt,
er sei von Schwindel oft geplagt.

Man sieht, es schmerzt aus vielen Gründen,
die schwierig meist herauszufinden,
doch einfach ist die Konsequenz:
man übe fliegerisch Karenz.

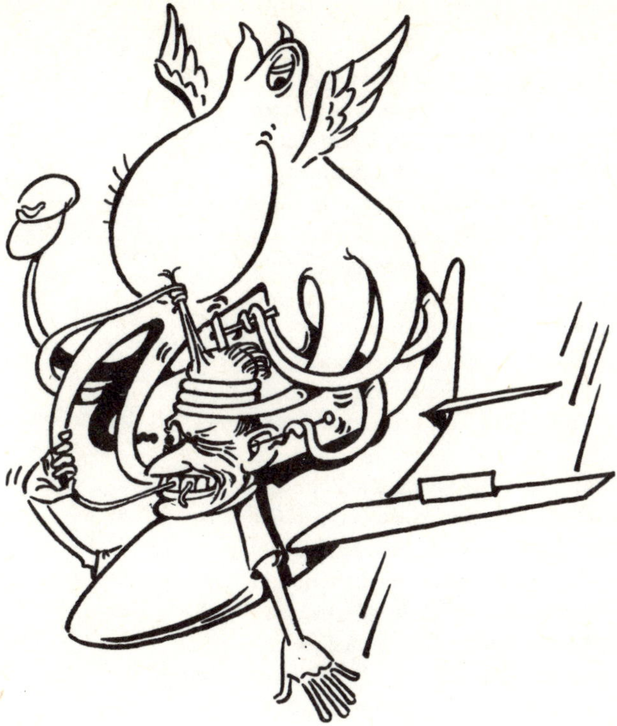

Und packt dich der Migräne Jammer,
dann bleib am besten in der Kammer,
anstatt am Himmel 'rumzutoben,
sonst wird's gefährlich – siehe oben!

DIE DROGEN

Der Medikus ist einst geflogen
mit *Alkohol* und auch mit *Drogen.*
Allein – das ist schon lange her,
und heute tut er dies nicht mehr,
denn nur im Kriege war – betrüblich –
das eine wie das andre üblich.
Oft hat er damals angetroffen
am Knüppel jemand – stinkbesoffen,
derweil ein andrer unbedacht
mit Pervitin sich munter macht.
Man schob halt leicht was durch die Lippe,
saß man dem Tod schon auf der Schippe.

Doch heute, in normalen Zeiten,
muß die Erkenntnis sich verbreiten:
wer häufig sitzt in der Destille,
hat oft im Blut zu viel Promille,
und ständig in Gefahren schwebt,
wer immer von Tabletten lebt.

Nun kann ich hier beim besten Willen
euch von den vielen tausend Pillen
die Wirkungsweise nicht erzählen,
drum sei's gestattet, auszuwählen.
So fühlt sich manch nervöses Hemd
zum Beispiel dann nur unverklemmt,
wenn er zur Dämpfung was genommen,
bevor das Cockpit er erklommen.
Ein anderer, der dann und wann
von langen Nächten noch im Tran,
ist meist erst richtig aufgeputscht,
wenn Wecktabletten er gelutscht.
Ein dritter wieder pumpt sich voll
des Morgens schon mit Alkohol,

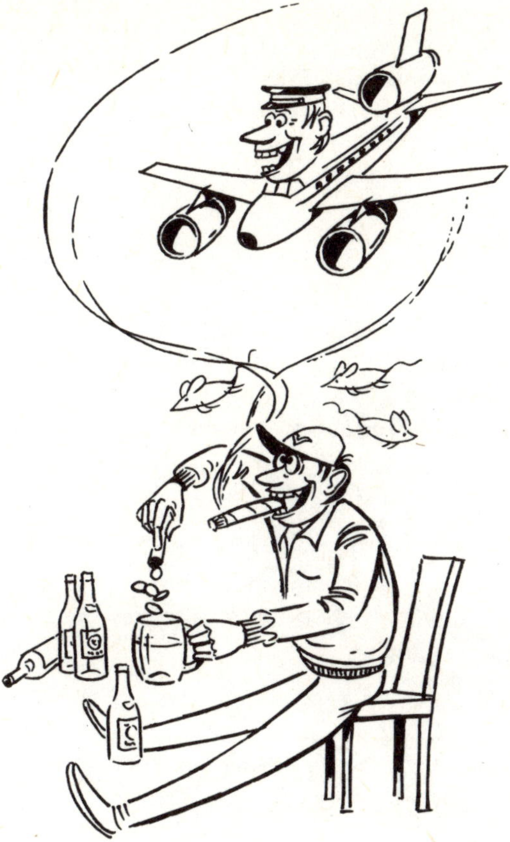

weil er die ganze schnöde Welt
im Suff nur für erträglich hält.

In Wirklichkeit sind alle drei
am Steuer nicht mehr einwandfrei,
denn eins bleibt völlig unbestritten:
ihr Denkvermögen hat gelitten;

und Säufer wie auch Pillenfresser
verzichten auf das Fliegen besser.
Drum merk' Dir eines stets, Pilot:
wer Drogen braucht, hat Startverbot!

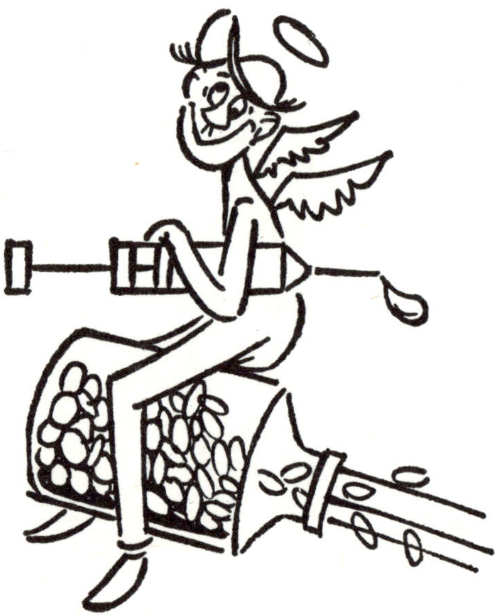

DIE PSYCHOSEN

Der Medikus weiß gottseidank:
ist ein Pilot mal wirklich krank,
dann wird er, statt herumzufliegen,
zuhaus in seinem Bette liegen.
Jedoch bei *psychischen Gebrechen*
kann man das leider nicht versprechen,
denn solch ein Kerl fliegt ungerührt,
schon weil er keinen Schmerz verspürt.

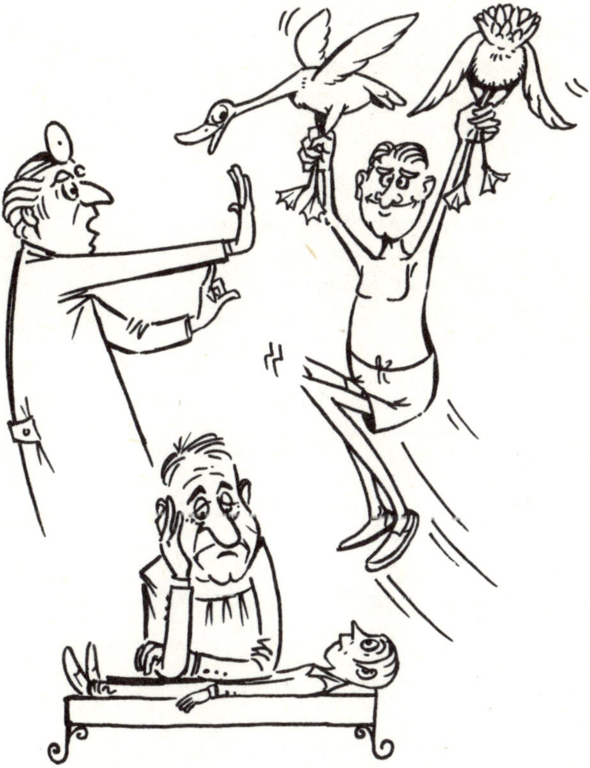

Wer wirklich blöde und bekloppt,
wird zwar am Anfang schon gestoppt,
doch ist weit schwieriger belegbar,
wenn man zu schnell vielleicht erregbar,
vielleicht nur seelisch leicht verklemmt,
vielleicht moralisch ungehemmt,
vielleicht ein wenig zu sensibel,
vielleicht auch nehmend schnell was übel,
vielleicht mit Ängsten im Genick,
vielleicht vertrauend nur auf Glück,
vielleicht der Frau nicht mehr gewogen,
vielleicht sein Konto überzogen,
vielleicht am Ende wirklich pleite,
vielleicht nur mieser Stimmung heute,
vielleicht den Lottoschein vergessen,
vielleicht nur einfach überfressen.

Ihr seht, wer seelisch prüft, erreicht
zumeist ein Wörtchen nur: »Vielleicht«,
weil trotz der Psychologen List
Gemüt nun mal nicht meßbar ist.

»VIRUS AVIATICUS«

Der Medikus beschließt, es fände
sein Buch am besten bald ein Ende.
Zunächst sollt' es nur dabei bleiben,
euch die Organe zu beschreiben.
Doch danach kam die unbequeme
Erklärung wichtiger Systeme,
und schließlich mußt' er sich versteifen,
auch Krankheitsbilder aufzugreifen.
Hier sind jedoch zu Guterletzt
recht enge Grenzen ihm gesetzt,
denn sonst dehnt sich die ganze Chose
am Ende leicht ins Uferlose.

So sei ihm eines noch vergönnt:
daß er euch eine Krankheit nennt,
an der er selber unbestritten
sein ganzes Leben lang gelitten.
In Ärztekreisen kennt man sie
als ›renitente Avionie‹.
Man halte stets für eine Fabel,
wenn einer sagt, sie sei kurabel;
im Gegenteile: höchst verderblich
ist sie streng familiär vererblich
und auch, damit ihr's richtig kennt,
in stärkstem Maße virulent.
Ihr Erstentdecker dazumal
war ein Professor Lilienthal,
der wissenschaftlich und exakt
die ganze Sache angepackt.

Des Leidens Ausbruch weit und breit
fällt oft schon in die Kinderzeit;
dabei erkennt man es meist schnell
beim Üben mit dem Flugmodell.

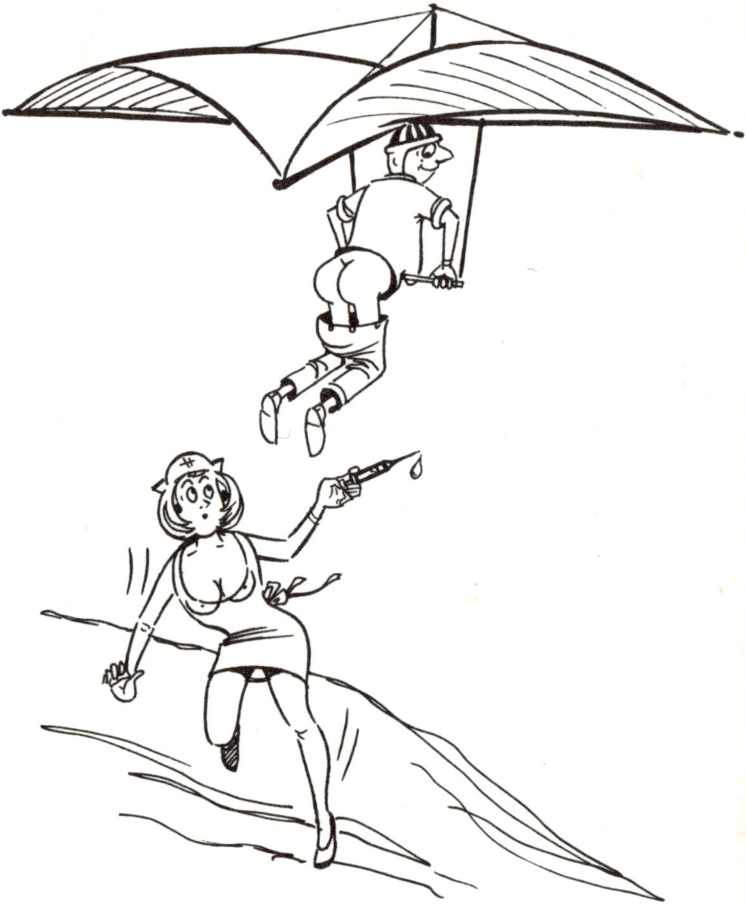

Es wird, bis dahin unterschwellig,
mit vierzehn Jahren überfällig
und breitet sich – oh Weh und Graus –
von da ab epidemisch aus.

Sehr häufig in den Sommerferien
kommt's zur Verbreitung der Bakterien.
Ihr fachgerechter Terminus
heißt ›*Virus aviaticus*‹,
doch spricht die deutsche Zunge lieber
ganz einfach nur vom ›Flieger-Fieber‹,
und es floriert ganz aberwitzig
am Wochenend' besonders hitzig.
Auch ist es, wie das Jahr es bringt,
sehr wetter- und saisonbedingt:
wenn Föhnsturm oder Mistral bliesen,
dann bringt es häufig schwere Krisen
und führt am meisten zu Verdruß
bei Wolken vom Typ Cumulus.

Was an Behandlung man verschrieben –
der Keim ist resistent geblieben
und hat sich längst schon eingestellt
bei allen Völkern dieser Welt.
Auch Ehefrauen, junge Bräute
sind keineswegs mehr sicher heute,
denn manche wurden schon verschreckt
vom bloßen Zuschau'n angesteckt.

Der Arzt – trotz aller Phantasie –
erkennt nur eine Therapie:
wer nicht mehr heilbar ist, muß eben
mit dieser Krankheit – weiterleben!

Dies wünscht von Herzen euch zum Schluß
der Autor –
euer Medikus

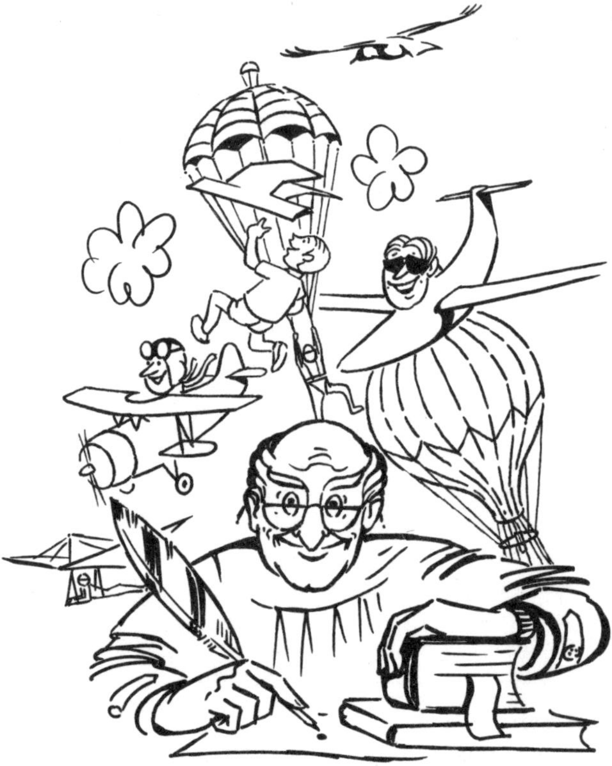

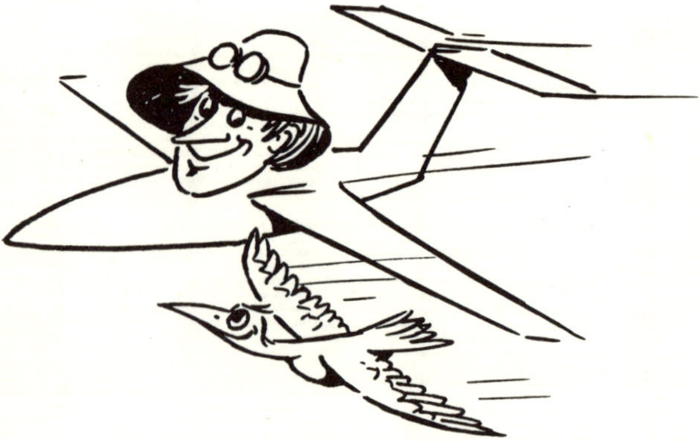